이름 말하기

음식의 이름을 말하고 경험을 말해보세요.

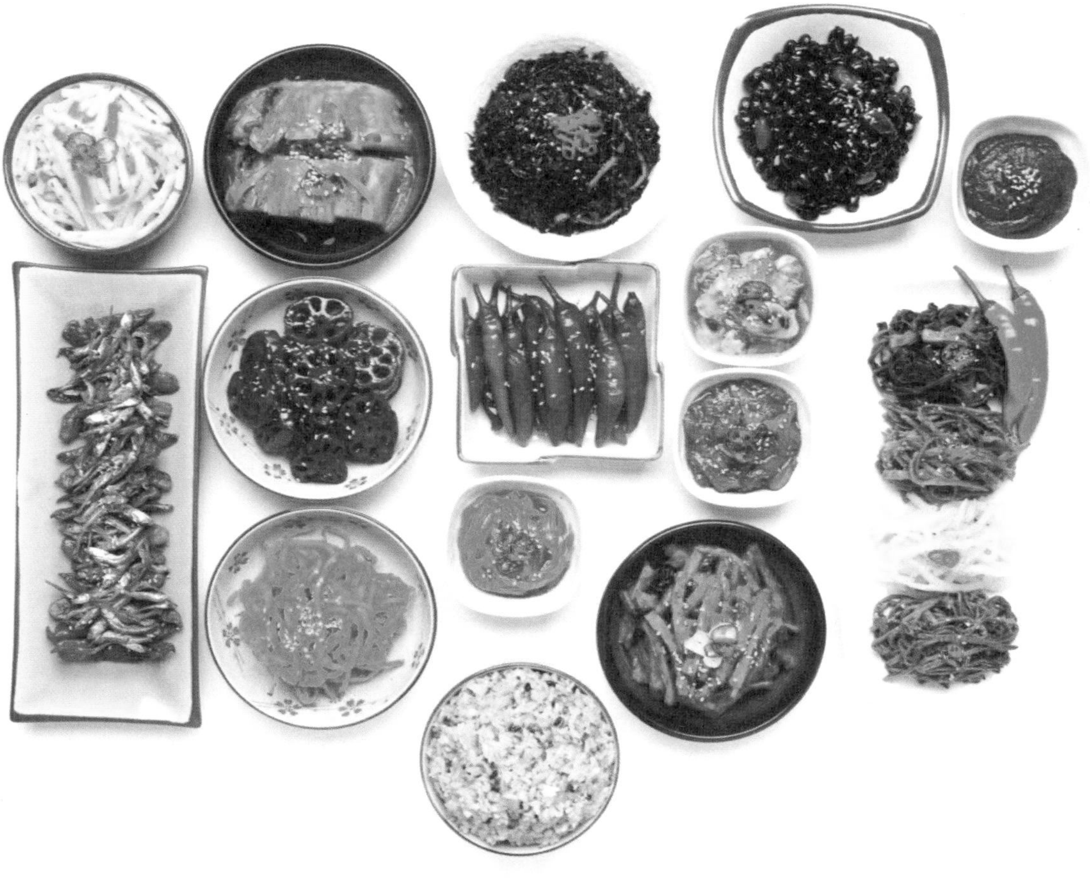

같은 색깔찾기

색깔이 같은 것을 찾아보세요.

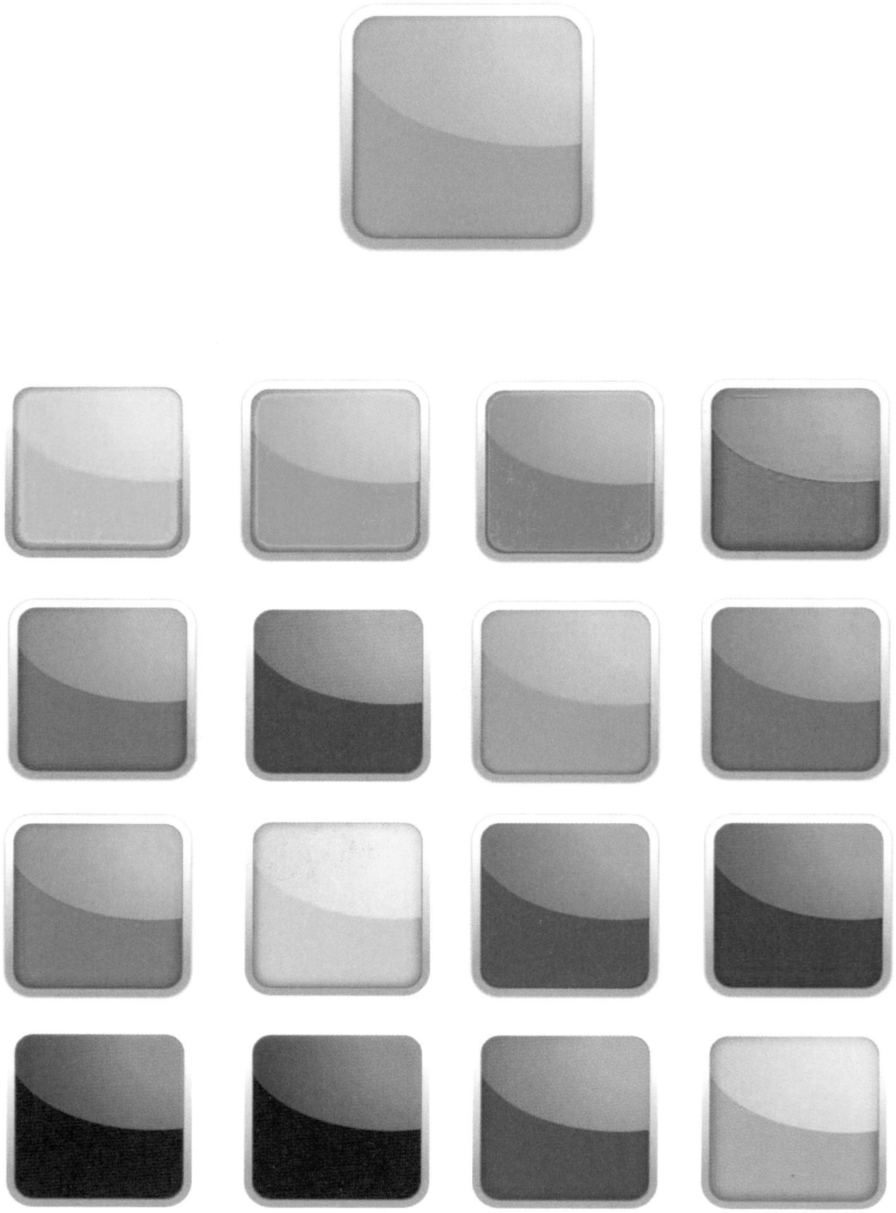

시간계산하기

몇 시인가요?

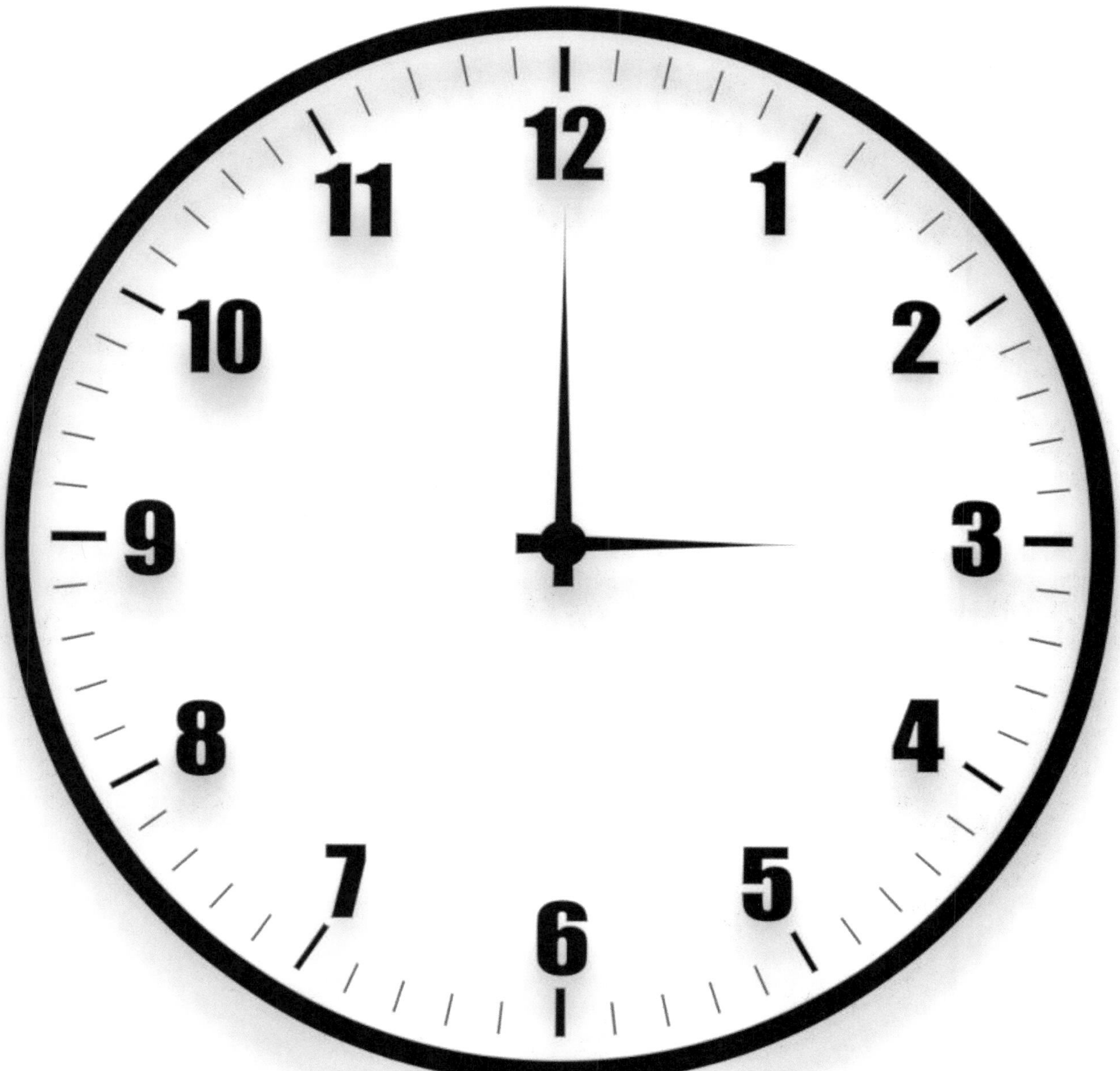

색칠하기

마음에 드는 색으로 색칠해보세요.

미로찾기

말이 새끼를 찾아가게 해보세요.

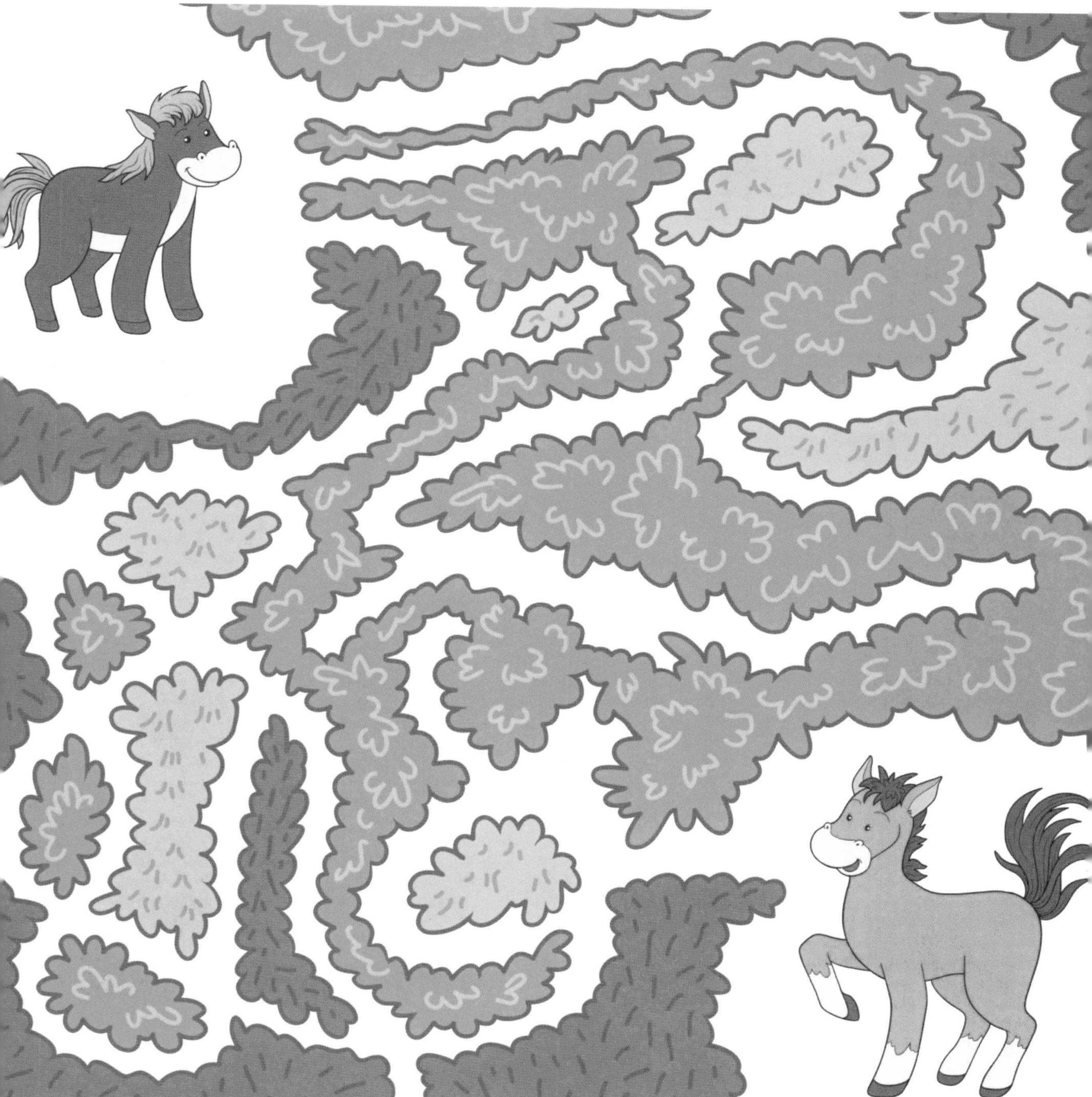

그림자 찾기

같은 그림자를 찾아보세요.

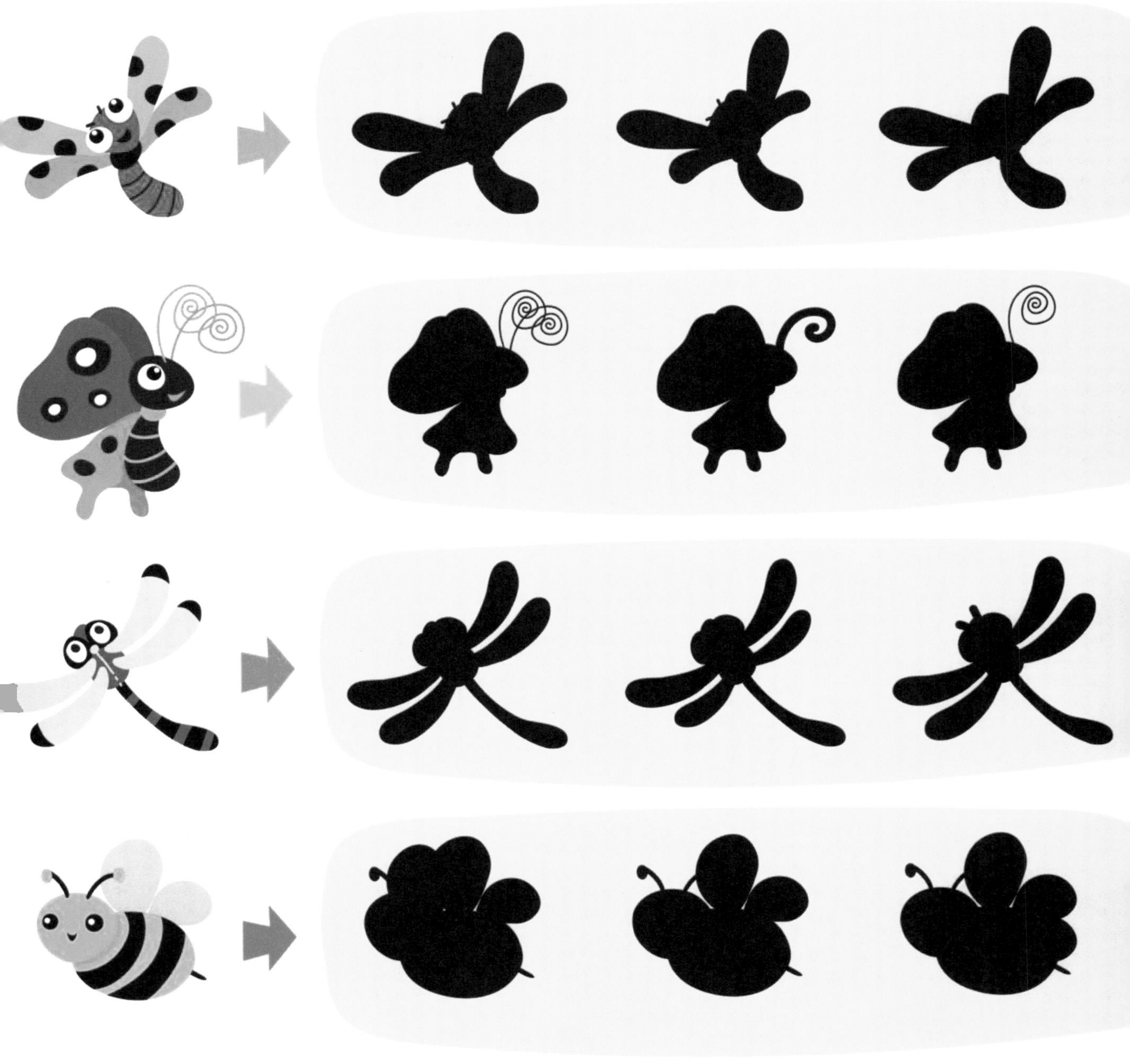

다른 그림 찾기

다른 그림 3곳을 찾아보세요.

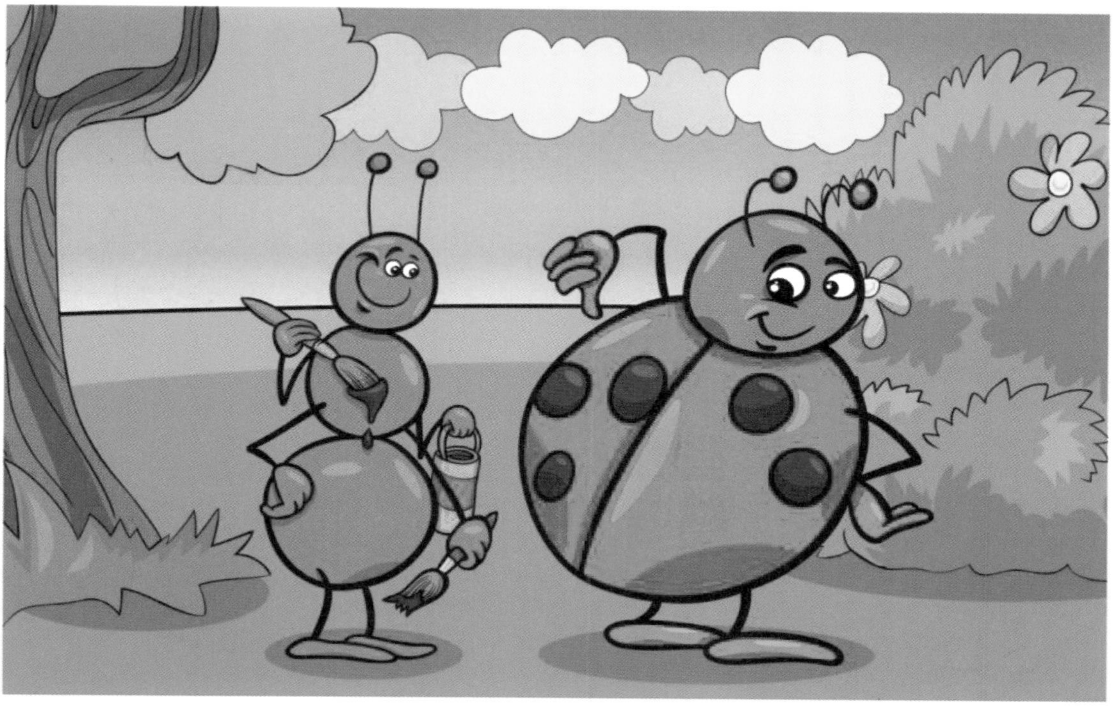

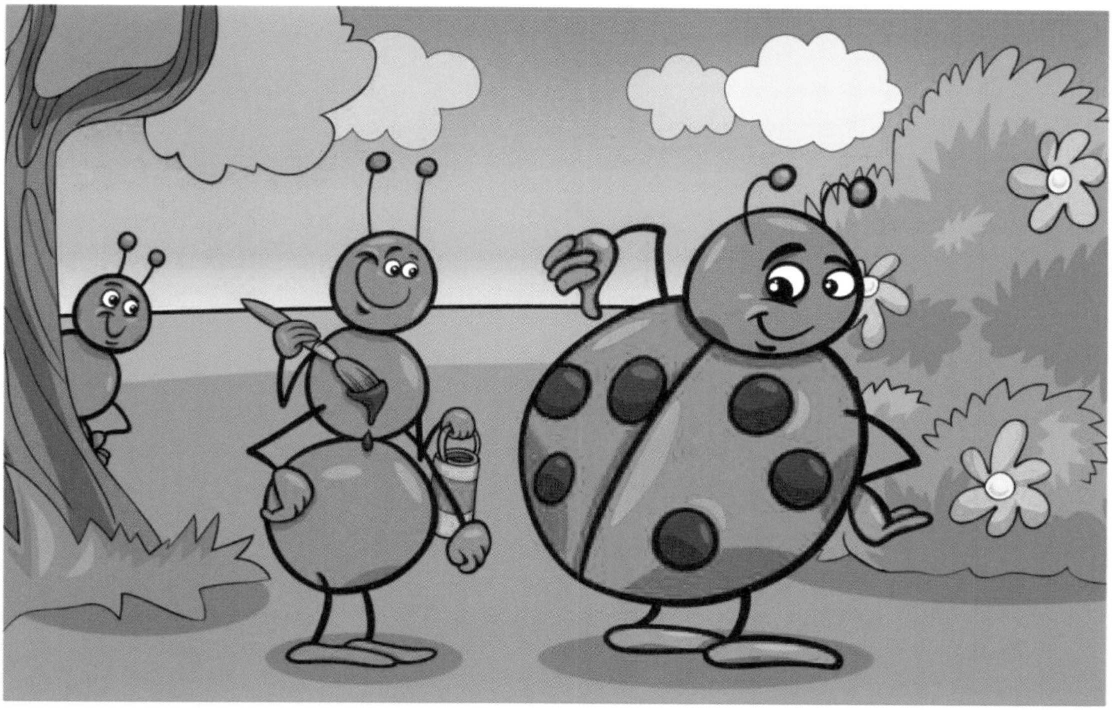

같은 그림 연결하기

같은 그림을 찾아 연결해보세요.

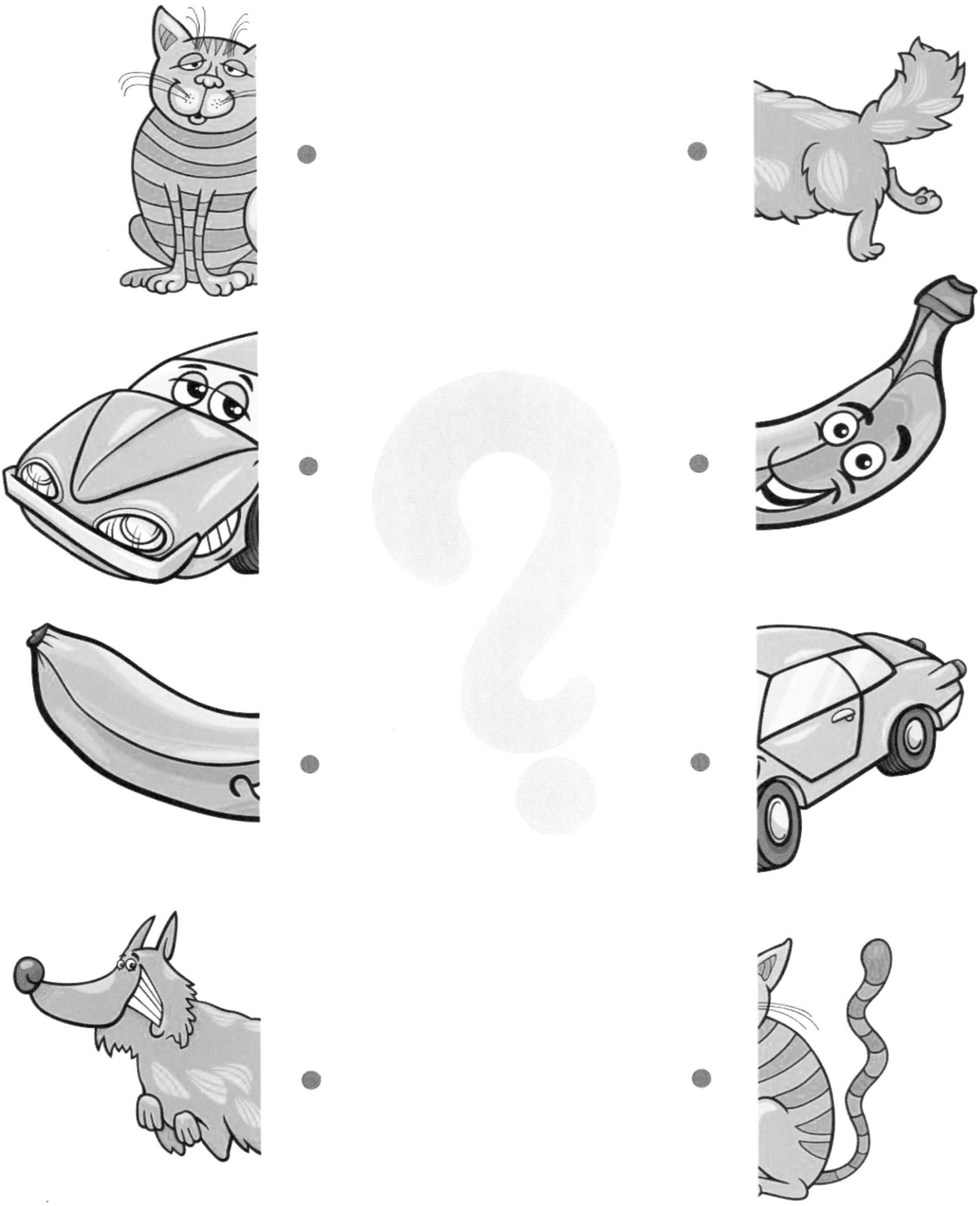